UNE EXCURSION

AUX EAUX THERMALES DES ENVIRONS DE YOKOHAMA

(JAPON);

Par M. le Dʳ VIDAL.

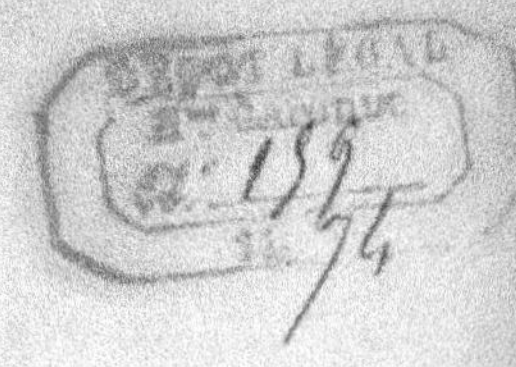

Les eaux thermales abondent dans les différentes provinces du Japon. Les rares voyageurs qui ont obtenu du gouvernement Japonais, la faveur de parcourir l'intérieur de l'Empire, en ont rencontré à chaque pas ; il existe aussi des eaux thermales aux environs des différents ports de mer ouverts au commerce européen, tels que Yokohama, Osaka, Kobé, Nagasaki. Ces dernières sources sont les seules qui soient connues des étrangers qui les visitent parfois comme but de promenade, mais qui n'en profitent que peu ou point pour leur santé. Sauf la source d'Atami qui, m'a-t-on dit, a été analysée déjà en France, sur échantillon, les autres eaux thermales du Japon sont, je crois, complétement inconnues, tant au point de vue de leur composition chimique, qu'au point de vue de leurs propriétés thérapeutiques.

Cependant, depuis des siècles, les populations Japonaises, font usage de ces mêmes eaux pour leur santé, et leur attribuent des propriétés efficaces. Une longue expérience leur en a enseigné l'utilité, et ils en sont arrivés à en faire empiriquement une sorte de classification : ainsi, d'après leurs idées, telle source est spécifique pour les blessures, telle autre pour les affections cutanées ; d'autres sont réservées pour les ophtalmies, d'autres encore pour les maux d'entrailles, etc.

Dans la conviction que l'usage des eaux thermales si répandu au Japon devait avoir pour point de départ une utilité réelle ; frappé aussi de ce fait que, dans l'Indo-Chine, il n'existe nulle part, à ma connaissance du moins, une station thermale connue et fréquentée des Européens, je résolus de voir par moi-même les sources du voisinage de Yokohama, alors ma résidence.

Cette excursion, fort intéressante du reste, n'était pas une simple promenade de curiosité ; j'avais principalement pour but d'étudier les localités, la nature des eaux, afin de pouvoir en prescrire l'usage avec connaissance de cause, à ceux de mes clients auxquels elles pourraient être utiles. D'ailleurs, il n'était pas impossible que je trouvasse les éléments d'un établissement sérieux à l'usage des Européens, dans le cas où le gouvernement Japonais en aurait permis et facilité l'exécution.

Dans les derniers jours d'octobre 1872, je profitai, pour me mettre en route, de l'occasion qui se présenta de faire mon excursion en compagnie de trois compatriotes, MM. Davet, capitaine d'infanterie, Degron, directeur des Postes, et Gérard, négociant. Bien que ce pays puisse être considéré maintenant comme très-sûr, je ne jugeai pas prudent de m'y aventurer seul pour la première fois, d'autant plus que je ne connaissais que fort peu de chose des habitudes des populations et presque rien de leur langue.

Partis le matin de bonne heure de Yokohama, nous nous dirigeâmes directement sur Odawara, où nous arrivâmes dans l'après-midi de la première journée, après avoir suivi pendant tout le trajet, la grande route impériale du Japon appelée *Tokaïdo* (route des mers de l'Ouest.) La ville de Odawara séparée de celle de Yokohama par une distance d'environ quatorze lieues, est une ancienne résidence de *daïmio* (prince) et chef-lieu du *Ken* (district) du même nom : nous pûmes visiter les ruines de son château-fort qui a été détruit lors des dernières guerres. La ville est très-agréablement située sur les bords de la mer. Par l'agrément de sa situation et par la facilité que l'on a de pouvoir y aller en voiture, cette ville est le rendez-vous obligé de tous les Européens qui vont visiter les eaux thermales des environs. Mais au-delà, on est obligé de s'engager dans les gorges des montagnes où on ne trouve plus que des sentiers difficiles et où le Tokaïdo lui-même ressemble parfois beaucoup plus à un escalier qu'à une grande route.

En raison de cette difficulté des chemins, nous résolûmes de faire le reste de notre excursion à pied, en voyageant par étapes, et, dès le lendemain matin, nous nous mettions en route, en passant par les villages de Ita-Hachi, Son-Maï-Hachi et arrivant à Tonasawa pour l'heure du déjeuner.

Nous avions quitté la route de Tokaïdo en face du village d'Imoto et nous avions suivi un sentier étroit, serpentant sur les flancs très-boisés de la montagne, dans une gorge resserrée au fond de laquelle un torrent rapide roulait ses eaux limpides. Rien, du reste, n'est pittoresquement beau comme les paysages des montagnes du Japon ; je n'ai rien vu de pareil dans aucun pays du monde.

Tonasawa est à environ deux lieues d'Odawara : c'est un tout petit village perdu au fond d'un ravin très-étroit et que les hautes montagnes voisines surplombent presque à pic. Ce fut là que je trouvai le premier établissement Japonnais d'eaux thermales et là aussi que nous eûmes à faire notre premier déjeuner à la façon du pays. Dans ce village, comme dans la plupart de ceux des environs, il n'y a pas d'autre hôtellerie que les établissements de bains eux-mêmes, qui servent tout à la fois d'hôtel et de restaurant, à la mode Japonaise, bien entendu. Toutefois, nous pûmes installer une sorte de table et chacun de nous s'ingénia à se procurer un siège. Comme nous n'avions guère pour provision que du pain, du vin, et quelques boîtes de conserves, nous fûmes obligés de faire des emprunts à la cuisine de la maison, laquelle nous fournit, des œufs, des champignons et une espèce de tubercule qui croit en abondance dans les bois de la montagne.

Pendant qu'on faisait les préparatifs de notre déjeuner, je m'empressai de visiter les piscines d'eaux thermales de la maison où nous étions et celles des maisons voisines. L'eau en était inodore, insipide, sans aucun dégagement de gaz, et sans aucune trace de dépôts salins : le thermomètre plongé dans plusieurs de ces piscines me donna constamment une température de 42°

centigrades. J'en conclus que ces eaux devaient être fort peu minéralisées, et comme j'avais quelques chances de repasser par ce même endroit à mon retour, je négligeai de prendre des échantillons d'eau. Continuant à remonter vers la source du torrent, en longeant la rive droite par un sentier escarpé, nous arrivâmes dans l'après-midi au village de Mianochita distant d'environ deux lieues et demie de celui de Tonasawa. Ici encore, nous cherchâmes un gîte pour passer la nuit, dans un des principaux établissements de bain de la localité. Comme je n'avais que fort peu de jours à consacrer à mon excursion, après une demie-heure de repos, je me remis en chemin pour visiter, avant la nuit, les stations thermales voisines. Les piscines de Mianochita ne me donnèrent que les caractères négatifs des eaux de Tonasawa; c'étaient des eaux inodores, insipides, limpides, sans dégagement de gaz, sans dépôt salin, d'une température de 45° centigrades. Nous descendîmes ensuite à Dogachima, qui se trouve tout à côté de Mianochita, mais au fond même du ravin dans lequel on ne parvient qu'avec peine par un sentier tortueux, taillé presque à pic dans le versant abrupte de la montagne. Dogachima n'est même pas un village; il n'y a que deux ou trois grands établissements de bains, construits sur les bords même du torrent, et tellement isolés au fond du précipice dominé de toutes parts par les hautes montagnes, qu'on ne peut y avoir du soleil qu'un petit nombre d'heures par jour : néanmoins le site est très-beau, plus pittoresque et plus sauvage encore que celui de Tonasawa.

Je trouvai que les eaux de Dogachima étaient exactement les mêmes que les précédentes, leur température étant de 50° centigrades. Une seule particularité distingue cette station de ses voisines, c'est l'existence d'une chambre pour bains de vapeur, d'après un système tout-à-fait primitif, et peut-être dû à l'esprit ingénieux du maître de l'établissement qui s'empressa de nous le faire visiter, espérant probablement exciter notre admiration. Il nous conduisit tout à côté de la maison, et au pied même de la montagne taillée verticalement en cet endroit, il nous fit remarquer, appliquée contre la montagne même, une petite porte en bois, pouvant avoir 75 centimètres de hauteur sur 50 de largeur ; il ouvrit cette porte et nous aperçumes une excavation ou plutôt un boyau creusé dans la terre , très-étroit et tellement bas qu'un homme ne pouvait guère y pénétrer qu'en rampant. Cette excavation était remplie de vapeur d'eau en partie condensée et le thermomètre , que je plaçai le plus loin que je pus de l'ouverture, marqua 45° centigrades. Un pot de terre placé sur le sol de cette espèce de grotte ou d'étuve , contenait une préparation culinaire Japonnaise destinée à être le plat de résistance du repas du soir et dont la supériorité n'était due , selon notre guide , qu'à son long séjour au milieu de la vapeur d'eau. Je demandai alors à ce dernier , comment on s'arrangeait pour prendre un bain de vapeur avec un pareil système : il me répondit que rien n'était plus facile. Que le baigneur entrait à reculons dans l'étuve dont on refermait la porte , et qu'il en sortait dés qu'il se sentait satisfait. Rien de plus simple en effet, mais je doute que tout autre qu'un Japonnais put s'exposer à faire cette expérience sans courir les risques d'une asphyxie presque certaine. Du reste la vapeur d'eau qui remplit l'excavation provient du sol lui même, très-probablement saturé par les infiltrations d'une couche d'eau chaude.

Sokokura, que je visitai ensuite , touche Mianochita même , et ces deux localités contiguës ne forment, en réalité , qu'une même station. Les eaux sont identiquement les mêmes et me donnèrent une température de 55° cent. Les établissements de Sokokura , de piètre apparence , m'ont semblé pauvrement tenus , et ne doivent guère servir qu'à la plus basse classe du peuple.

De tout ce que je venais de voir , je conclus que je n'avais eu sous les yeux que les eaux d'une source unique , recueillie et amenée, par un système de bambous faisant l'office de tuyaux, dans des établissements différents. J'eus la curiosité de voir cette source mère , pensant que peut-être elle m'offrirait quelque particularité digne d'intérèt. On me dit qu'elle se trouvait beaucoup plus haut, à une bonne lieue de là, dans un endroit désert de la montagne. Malgré l'heure déjà avancée, je me dirigeai immédiatement de son côté, suivi seulement de M. Gérard , mes deux autres compagnons se déclarant trop fatigués

de leur journée. Nous eûmes à gravir, pendant assez longtemps, un sentier escarpé, et nous arrivâmes sur une sorte
d'assez grand plateau, entièrement déboisé, et seulement cou-
vert de très-hautes herbes, au milieu desquelles nous avions
de la peine à suivre notre chemin. Ce plateau était borné en face
de nous par la croupe arrondie d'une montagne. A la jonction
du pied de celle-ci avec le plateau, nous aperçûmes quatre ou
cinq colonnes de fumée blanche, s'élevant du milieu des grandes herbes : c'étaient justement là les sources que je cherchais ;
nous nous trouvions en ce moment dans un lieu absolument désert et inculte. Arrivé auprès des sources mêmes, je trouvai le
sol détrempé sur un assez grand espace ; çà et là, une eau
sale et boueuse jaillissait à fleur de terre, en produisant avec
bruit de gros bouillons, comme l'eau d'une grande bassine placée sur un feu vif. Je plongeai mon thermomètre dans plusieurs
de ces sources, et je notai une température variant de 100°
à 107° centigr. Comme les précédentes, ces eaux étaient inodores, insipides, et aucun dépôt salin ne se montrait sur
le sol. De la position élevée que j'occupais alors, il me fut facile de juger que ces sources étaient bien les sources d'origine
de toutes les eaux thermales que j'avais observées dans la journée, échelonnées, depuis Tonasowa, tout le long du ravin. Ces
sources, ayant une température très-élevée à leur point d'émer-
gence, filtraient à travers le sol, en suivant la déclivité naturelle de la montagne, et, parvenues dans le ravin, allaient
sourdre en divers endroits, après avoir nécessairement perdu de
leur température pendant ce trajet.

Il me restait encore à visiter Kinga, la plus élevée et la dernière station de ce même ravin, à près d'une lieue au-dessus
de Sokokura. Si mes suppositions étaient fondées, je devais
encore là retrouver les mêmes qualités d'eau. Bien que le soleil
fût déjà sur son déclin, nous redescendîmes de la montagne et
nous dirigeâmes vers Kinga, où nous ne tardâmes pas à arriver.
Trois ou quatre grands établissements de bains forment seuls
cette station ; ils sont situés sur la rive gauche du torrent que
l'on traverse sur un pont étroit en madriers. La situation de ces
établissements est plus belle encore, s'il est possible, que celle

des précédents. Je retrouvai les mêmes eaux qu'avant, avec une température de 42°. Ainsi donc, toutes les stations du ravin, Tonasawa, Mionochita, Dogachima, Sokokura et Kinga, avaient les mêmes eaux, peu ou point minéralisées, ne différant entre elles que par quelques degrés de température, différence naturellement explicable par le trajet plus ou moins long, en plein air, des tuyaux de distribution.

Maintenant, la nuit était entièrement venue ; j'étais harassé de fatigue, la faim commençait à se faire sentir, et nous nous empressâmes de nous diriger vers notre gite, qui était à Mionochita. Ce n'était pas chose facile que de suivre, au milieu de l'obscurité, des sentiers escarpés et glissants qui nous étaient tout à fait inconnus. Nous ne craignions guère de nous égarer ; car nous n'avions qu'à suivre la direction du torrent, mais nous pouvions perdre beaucoup de temps ou même être arrêtés inopinément par quelque obstacle imprévu. Quant aux mauvaises rencontres, elles étaient bien peu probables ; d'ailleurs, nous étions armés. Nous marchions depuis déjà assez longtemps, et nous nous trouvions au fond d'un bois où le sentier se bifurquant, nous laissait indécis sur le chemin à suivre, quand nous vîmes venir à nous un Japonnais muni d'une lanterne et poussant des cris : c'était un homme qui était envoyé à notre recherche par nos compagnons, demeurés à Mionochita. Ceux-ci ne nous voyant pas revenir et craignant qu'il ne nous fût arrivé quelque chose de fâcheux, ou que nous ne fussions égarés, avaient envoyé des hommes du pays dans diverses directions pour nous retrouver. Quant à eux, ils avaient fort utilement occupé leurs loisirs en nous préparant un dîner de leur façon. Malheureusement, ils voyaient avec peine que si nous tardions trop à revenir, leurs talents culinaires couraient risque de n'être pas appréciés comme ils le méritaient. Aussi fut-ce avec un vrai plaisir que nous nous trouvâmes tous réunis autour d'une table improvisée pour la circonstance. Une plantureuse soupe à l'ognon, qui nous sembla délicieuse, fut vite dépêchée : l'omelette et le plat classique de champignons qui la suivirent eurent le même succès et le même sort ; des œufs durs firent l'office d'entre-mets, et quelques tranches de jambon froid nous servirent de rôti ; notre dessert se composa d'un vieux morceau de fromage découvert au fond d'une caisse : le tout arrosé de quelques verres de vin , constitua un diner aussi réparateur que magnifique , après lequel nous n'eûmes plus qu'à nous mettre au lit. Cette opération consista tout simplement à nous étendre de notre long sur les nattes du plancher et à nous rouler dans nos couvertures.

Le lendemain matin , nous nous acheminâmes, toujours à pied, vers Achinoyou, que nous avions choisi pour notre grande halte de l'étape, et où nous devions déjeuner. Depuis Odowara jusqu'à Mionochita , nous avions suivi une direction générale vers l'ouest. Cette fois , après être repassés sur le plateau que j'avais déjà parcouru la veille, et après avoir laissé les sources chaudes sur notre droite , nous inclinâmes vers le sud , en suivant un sentier tracé dans les grandes herbes. Après deux heures de marche, nous arrivâmes sur le col étroit de la montagne qui séparait le ravin que nous venions de remonter du ravin opposé. Nous n'avions pas cessé de monter depuis notre départ d'Odawara , et je jugeai que l'altitude du point où nous nous trouvions pouvait bien être de 7 à 800 mètres. De cet endroit élevé , je pus jouir d'une vue remarquable. J'étais entouré de tous côtés comme d'une mer de montagnes , la plupart très-boisées jusques près de leur sommet. A l'horizon, vers l'est, les eaux de la baie d'Odowara, semblables à une vaste plaine , formaient un contraste saisissant avec le paysage tourmenté au milieu duquel je me trouvais. Cependant, les hauteurs du pâté de montagnes qui m'entouraient sont déboisées et couvertes de très-hautes herbes où abondent les deux belles espèces de faisans du Japon, et où viennent prendre leurs ébats les cerfs et les sangliers des forêts voisines. Ce déboisement de la cime de beaucoup de montagnes me paraît dû à l'intervention de la main de l'homme. En effet, lorsqu'au mois de juin précédent, j'avais visité Kioto, l'ancienne capitale du Mikado, j'avais été frappé de la nudité de la ceinture de montagnes qui entoure cette belle ville, et j'en demandai l'explication. Il me fut répondu que ce déboisement était fait à dessein , dans le but d'obtenir un plus grand volume d'eau dans le lit de la rivière qui traverse la ville elle-même. Ainsi, dans l'idée des Japonnais, les montagnes boisées retiendraient les eaux des pluies et des neiges, tandis que les montagnes dénudées la laisseraient passer. C'est bien la théorie que nous professons en Europe ; seulement, nous l'appliquons en sens inverse. Nous demandons le reboisement, alors que les Japonnais le rejettent ; il est à croire que n'ayant pas de grandes rivières, et aussi en raison de la configuration si montagneuse et si accidentée du sol, ils ne craignent que peu ou point les ravages des inondations.

Nous arrivâmes, vers les dix heures du matin, à la station thermale d'Achinoyou, cachée au pied d'une montagne dans un repli de terrain, mais dont une forte odeur sulfureuse trahit de loin la situation. Cette station avait été complétement détruite par un incendie ; nous ne trouvâmes debout que trois établissements récemment construits ; un quatrième était en train de renaître de ses cendres. Il n'y a, du reste, aucune autre habitation que ces établissements. Nous allâmes prendre gîte dans l'un d'eux, et, pendant que mes compagnons de route s'occupaient de notre déjeuner, j'allai inspecter les piscines publiques, qui se trouvaient justement à deux pas devant la porte de la maison. Dans tous les établissements que j'ai visités, l'installation des piscines, à très-peu de chose près, est toujours la même.

Celles d'Achinoyou pourront servir de type. Elles se composent d'une espèce de fosse rectangulaire creusée dans le sol, et revêtue de planches ou de maçonnerie le long de ses parois ; leurs dimensions peuvent varier de 4 à 8 mètres de long sur 3 à 5 mètres de large, et de 1 mètre 50 centimètres à 1 mètres 70 centimètres de profondeur. A Achinoyou, deux piscines d'assez grande discussion, réunies sous le même hangar, n'en forment, pour ainsi dire, qu'une seule. D'autre part, elles sont à peu près en plein air, car le hangar sous lequel elles se trouvent, formé de poutres supportant un toit léger, ne peut guère servir d'abri que contre la pluie ou les rayons du soleil, mais nullement contre les regards des passants et des voisins. Quelques planches étroites placées tout autour forment une sorte de galerie, et des marches permettent de descendre dans l'eau. Un plancher est disposé au fond ; la hauteur de l'eau thermale dans les piscines est variable , mais n'excède pas généralement un mètre. Il n'y a rien absolument qui ressemble à un cabinet ou à un vestiaire ; mais , d'après les usages du pays , cela n'offre pas le moindre inconvénient. Les hommes trouvent tout simple de se déshabiller dans la maison voisine qu'ils habitent, de venir prendre leur bain , et de s'en retourner comme ils étaient venus , dans un état complet de nudité. Les femmes attendent généralement d'être sous le hangar pour se dépouiller de leurs vêtements, qu'elles déposent sur les bords de la piscine. Cette dernière n'est donc qu'une espèce de *grenouillère* commune dans laquelle, hommes et femmes , garçons et filles, vieillards et enfants , viennent barboter, se frotter, se laver pêle-mêle , avec un sans-gêne qui n'a d'égal que le sérieux de leur maintien. Chacun est là pour ses propres affaires et ne s'inquiète nullement de son voisin ; les enfants seuls se livrent quelquefois aux ébats de leur âge.

Quand je m'approchai pour faire une observation, une quarantaine de baigneurs de tout âge et de tout sexe se trouvaient réunis dans la piscine et dans le costume du paradis terrestre , sans feuille de figuier. Ma brusque apparition sembla les gêner tout d'abord ; mais comme je connaissais leurs usages sous ce rapport, j'affectai de ne pas les regarder , et tirant mon thermomètre de son étui, je le plongeai tranquillement dans l'eau, sans prendre autrement souci d'eux que s'ils n'avaient pas existé. Cette manière de faire parut les rassurer complétement ; car ils ont entendu dire que les étrangers trouvent leur manière de se baigner inconvenante, et il n'y a rien au monde que le Japonnais redoute autant que le ridicule. Pendant que j'avais les yeux attentivement fixés sur la colonne mercurielle du thermomètre, qui montait rapidement , les hommes et les enfants s'approchèrent pour voir de plus près ce que pouvait être cet instrument bizarre et tâcher de deviner à quelle singulière manigance le to-djin (1) se livrait dans leurs eaux. Je leur dis que ce

(1) Ce mot de *to-djin* , qui signifie *homme* de l'Ouest , a été d'abord appliqué aux chinois, en termes de mépris ; il s'adresse maintenant à tous les étrangers en général et passe pour une insulte.

qu'ils voyaient de brillant dans le tube de verre était du *midzou-kane* (1) : tenant le thermomètre en l'air et le plongeant ensuite dans l'eau, je leur fis voir que la colonne de mercure descendait et montait alternativement. Cela les étonnait beaucoup ; mais comme j'étais incapable de leur donner la moindre explication, et que d'ailleurs je n'en avais pas le temps, je m'empressai de lever la séance. Supposant alors que moi aussi je désirais prendre un bain, ils me désignèrent une cabine en planches qui se trouvait à côté et un peu au-dessus de leur bassin. J'y entrai et je vis que cette cabine était bien fermée de tous les côtés ; mais il n'y avait personne. D'ailleurs, à part ses dimensions plus restreintes, elle n'était pas installée autrement que la piscine commune.

Une cabine semblable existait à vingt pas plus loin ; mais celle-ci, placée en contrebas, recevait par des tuyaux de bambou son eau, qui tombait dans le bassin d'une hauteur de deux pieds. Cette eau, fort limpide, et qui n'avait servi à aucune ablution, me parut très-convenable pour fournir des échantillons. J'en remplis donc deux bouteilles, que je bouchai avec soin, m'étant muni de bouchons et de cire à bouteille. Les cabines fermées sont, je pense, réservées pour les baigneurs de distinction, le vulgaire se contentant des piscines communes en plein air.

Les eaux d'Achinoyou sont limpides et dégagent une odeur très-prononcée d'hydrogène sulfuré qui se perçoit d'assez loin ; elle ont une saveur particulière qui n'est pourtant pas trop désagréable. Elles laissent déposer un précipité blanchâtre, très-fin, assez abondant en certains endroits. Les trois piscines dont je viens de parler étaient disposées très-près les unes des autres, sur un plan légèrement incliné. Je notai une température de 44° centigrades pour la plus élevée, de 42° pour celle du milieu, et de 40° pour celle d'en bas. Ici, comme à Mianochita, les eaux recueillies dans les piscines ne sont que des infiltrations

---

(1) Le mot *midzou-kane*, signifie *métal* liquide, et les japonais désignent ainsi le mercure ; ils l'appellent aussi *soui guin*, de deux mots chinois qui ont la même signification.

venant d'une source d'origine située plus haut. Déjà, avant d'arriver à Achinoyou, j'avais remarqué de loin, sur le flanc de la montagne qui domine les établissements, une assez large surface dénudée, tranchant par sa blancheur sur la verdure des bois voisins, et de laquelle s'élevaient d'épaisses colonnes de fumée. *A priori*, j'avais pensé que ce pouvait être là une des sources d'Achinoyou ; je ne m'étais pas trompé, et je résolus de visiter cet endroit, qui me paraissait devoir être fort intéressant.

En conséquence, après quelques instants de repos et un déjenner assez modeste, mes compagnons et moi, conduits par un guide, commençâmes à gravir la montagne. Nous disparûmes bientôt au milieu de hautes herbes, de bambous et de broussailles, qui mirent nos vêtements et nos figures à une rude épreuve. Après plus d'une heure d'ascension, nous arrivâmes à l'endroit désiré. Sur une surface d'environ 40 mètres de rayon, le sol, très-incliné, était corrodé, blanchâtre et détrempé par l'eau qui débordait de plusieurs sources bouillonnant à fleur de terre. Ce sol était très-mouvant, crevassé à chaque pas, et ce ne fut qu'en prenant les plus grandes précautions que je pus m'avancer assez près pour placer mon thermomètre dans une des sources qui sortaient de terre avec une grande force. Nous entendions sous nos pieds un horrible grondement assourdissant, semblable à celui d'un torrent impétueux ; des jets de vapeur s'élançaient autour de nous, s'échappant avec violence des trous et des crevasses, et produisaient un bruit aussi fort qu'une machine laissant échapper sa vapeur. Le sol lui-même était brûlant, et jonché de fragments de pierres, de briques et de bambous, signes évidents qu'une construction avait jadis existé en ce lieu. Notre guide nous expliqua, en effet, qu'un homme était venu s'y établir pour exploiter du soufre, mais que le sol s'étant effondré, sa cabane avait été renversée, et que lui-même avait failli périr ; en conséquence, personne plus n'avait osé renouveler la même tentative. Nous aperçûmes sur le sol du soufre pur, cristallisé et en assez grande abondance : les cristaux, sous forme de longues aiguilles, d'un beau jaune, étaient adhérents à des fragments de pierre ou de bambou, et nous en emportâmes quelques échantillons vraiment remarquables. Les couches superficielles de l'eau me donnèrent une température de 100° centigrades ; mais je ne pus observer la température des couches plus profondes, car l'eau bouillonnait avec une telle force, que je craignais de voir mon thermomètre se briser. L'eau de ces sources est salе, surchargée de matières terreuses, et répand une forte odeur sulfureuse. Je réussis à en remplir deux bouteilles, et le lendemain je pus constater que, par le repos et le refroidissement, elle avait laissé déposer un sédiment très-considérable, équivalent au tiers du volume. Le lieu où nous étions était à une hauteur considérable au-dessus des établissements d'Achinoyou, où elles devaient se rendre par des infiltrations souterraines, en suivant la déclivité naturelle du terrain. Rien, du reste, de plus désolé que cet endroit : toute trace de végétation y a disparu, et les broussailles les plus voisines ont la teinte pâle et jaunâtre des plantes chétives et souffreteuses.

Notre exploration terminée, nous retournâmes à Achinoyou. Cette station me parut décidément remarquable et par son site et par la qualité de ses eaux, qui étaient les premières minéralisées que je rencontrais. Elle jouit d'une réputation trèsancienne parmi les Japonnais, qui s'y rendent quelquefois de fort loin, et qui lui attribuent, probablement avec raison, une grande efficacité dans le traitement des affections cutanées et rhumatismales. Je crois que les baigneurs qui viennent à Achinoyou n'y viennent que pour raison de santé et non par agrément, comme cela a lieu le plus souvent pour Mianochita et pour les stations voisines. Ces dernières ont l'avantage d'être plus facilement accessibles et placées dans des sites très-pittoresques, tandis qu'Achinoyou, isolé et perdu au haut des montagnes, doit être un séjour beaucoup moins agréable. L'étymologie du nom d'Achinoyou est assez significative, et veut dire : *eau chaude pour les jambes.*

Après une courte halte, nous nous dirigeâmes vers Hakoué, en redescendant par le versant opposé de la montagne d'Achinoyou, et en suivant un sentier, tracé à coup de serpe à travers un fourré impénétrable de bambous. Cette espèce est pe-

tite et particulière, dit-on, à ces montagnes : la tige en est
moins grosse que le doigt et ne s'élève à guère plus de 1 mètre
60 centimètres à 1 mètre 80 centimètres de hauteur. Ces bambous couvrent parfois entièrement de larges espaces, poussant
drus et serrés les uns contre les autres, à la façon des épis
d'un champ de blé, et il n'est guère possible de s'y frayer
un passage que la serpe à la main. Le sentier que nous sui-
vions nous conduisit en peu de temps à la grande route de Ta-
kaïdo, que nous rencontrâmes à peu de distance de l'endroit
où elle côtoie les bords du lac d'Hakoué. Nous arrivâmes enfin
à ce dernier village, où nous prîmes gîte pour dîner et passer
la nuit, dans une grande hôtellerie japonnaise, située sur les
bords même du lac, et d'où nous pouvions jouir d'une vue
magnifique.

Le lendemain, nous étions sur pied de bonne heure, ayant
à faire une longue excursion avant notre déjeuner. Il ne s'agissait de rien moins que d'aller reconnaître la station d'Oubanho,
en traversant le lac dans toute sa longueur. Malgré une petite
pluie, assez froide, nous nous embarquâmes bravement sur
un bateau léger du pays. Ce lac d'Hakoué est un lac d'eau,
dont l'altitude peut être de quatre à cinq cents mètres au-
dessus du niveau de la mer ; il est formé par les eaux de pluie
et de neige qui, descendant des montagnes qui l'entourent de
tous côtés, ne trouvent point d'issue et remplissent un bassin
d'environ six kilomètres de long sur un et demi ou deux de
large. Un très-petit canal, creusé à main d'homme, fait seulement communiquer son extrémité nord avec le ravin de Mioro-
chita. Rien n'est comparable à la limpidité de ces eaux tran-
quilles que jamais les tempêtes ne viennent soulever, et que
des bandes d'oies, de canards sauvages et de cygnes, ont
choisi pour leur séjour de prédilection. En certains endroits,
il n'y a pas moins de cinquante brasses de profondeur, et l'eau
présente cette belle couleur d'azur foncé, particulière aux grandes mers.

Parvenus à l'extrémité nord du lac, nous mîmes pied à
terre, et nous nous engageâmes encore une fois dans les grandes herbes et les bambous ; de temps en temps, quelques

faisans s'envolaient sur nos pas , pendant que nous traversions un plateau légèrement incliné. Après environ trois quarts d'heure de marche , nous arrivâmes à la station d'Oubanho , située à la jonction du plateau avec le pied d'une montagne qui la domine. Cette station est ce que j'ai vu de moins bien installé dans ce genre , et ne se compose guère que d'une demi-douzaine de pauvres maisonnettes , groupées au milieu des bois et des rochers , et uniquement habitées , je crois, par quelques familles de bûcherons et de charbonniers. Tout à côté des maisons se trouvent trois piscines , dont deux sont entourées de cloisons en planches, et qui reçoivent leurs eaux d'un système de tuyaux de bambous. Ces eaux , comme celles de Mionochita , étaient inodores , insipides , sans aucun dépôt salin. Je notai successivement, pour les trois piscines , les températures de 48°, 46° et 44° centigrades. Néanmoins , comme deux de mes compagnons de route trouvaient à ces eaux une légère saveur métallique, j'en pris deux bouteilles pour échantillon.

Les habitants d'Oubanho m'affirmèrent qu'à une certaine hauteur dans la montagne, il y avait des sources chaudes très-abondantes , avec du soufre. Ce fait m'étonna beaucoup , et je me décidai à le vérifier de suite , car les eaux même d'Oubanho ne présentaient aucun caractère physique des eaux sulfureuses. Nous partîmes donc aussitôt, accompagnés d'un guide, et, malgré une pluie assez forte , nous commençâmes notre ascension à travers bois. Le sentier que nous avions pris , très-escarpé , et que la pluie rendait fort glissant, nous conduisit d'abord à une clairière que nous ne traversâmes pas sans quelque appréhension. En effet , le sol en était calciné, brûlant et criblé de trous et de fissures desquels s'échappaient des vapeurs brûlantes ; pourtant, nous ne percevions aucune odeur sulfureuse. Le thermomètre , placé dans une des fissures, marqua 103° centigrades ; tout autour , quelques troncs d'arbres étaient desséchés et noirâtres. Nous continuâmes notre ascension , et nous finîmes par arriver aux sources indiquées , situées sur le versant opposé du ravin que nous venions de suivre. Nous nous trouvâmes en présence d'une scène semblable à celle que nous avions vue la veille au-dessus d'Achinoyou , mais d'un caractère bien autrement sauvage , terrible et grandiose à la fois. Une large surface des flancs de la montagne était dénudée et corrodée ; le sol , blanchâtre et brûlant , était tellement détrempé , qu'on enfonçait profondément dans les endroits qui paraissaient les plus solides ; de profondes crevasses, parallèles et rapprochées , déchiraient le terrain, qui menaçait de s'effondrer à chaque instant , et de disparaître dans le précipice qui était à côté. Le sifflement des jets de vapeur s'échappant par mille ouvertures du sein de la montagne , des grondements formidables et souterrains , des colonnes de vapeurs blanchâtres s'élevant dans les airs à de grandes hauteurs , en dégageant une odeur suffocante de soufre , tout concourait à donner à ce lieu désert et désolé un caractère indicible de majestueuse horreur. Partagés entre la crainte et l'admiration , n'osant faire un pas, nous contemplâmes longtemps ce spectacle étonnant , sans souci de la pluie, qui nous cinglait la figure. Je cherchai vainement à m'approcher d'une des nombreuses sources que je voyais çà et là bouillonner à fleur de terre. A chaque tentative , le sol , qui me brûlait les pieds , se dérobait sous mes pas , et menaçait de m'engloutir dans quelque abime sans fond ; notre guide , s'apercevant de mes intentions , me cria de toutes ses forces : *Abounaï ! abounaï !* (prenez garde ! il y a du danger !) Il y avait du danger , en effet , il n'était que trop visible, et je m'empressai de m'éloigner avec le regret de ne pouvoir emporter un échantillon de ces eaux , ni d'en constater la température, qui est certainement fort élevée. Nous remarquâmes sur le sol quelques cristaux de soufre et un dépôt blanchâtre abondant , que notre guide nous dit être de l'alun, et qui en avait , en effet , la saveur astringente et styptique.

Tout à côté de cet endroit se trouvait une pauvre cabane où un Japonnais se livrait à l'exploitation du soufre. Son procédé était fort simple ; il avait installé une espèce de fourneau à trois trous , au-dessus de chacun desquels il avait placé une bassine en cuivre ; il remplissait ces bassines de la terre molle qui avoisinait les sources , puis il chauffait au charbon de bois. Au bout de peu de temps, le soufre fondait et formait une couche supérieure, pendant que les parties terreuses se déposaient au fond de la bassine. Après le refroidissement , il restait une sorte de galette épaisse , dont une des faces était du soufre , et l'autre de la terre. D'après l'examen d'une tranche de ces galettes , je jugeai que la terre exploitée pouvait contenir du soufre dans la proportion de 60 à 70 pour cent.

Mais l'heure avançait et la pluie augmentait de force ; nous nous empressâmes de redescendre la montagne, et, repassant par Oubanho sans nous y arrêter , nous regagnâmes au plus vite notre embarcation , forçant les rames pour arriver le plus vite possible à Hakoué. Cette seconde traversée du lac fut de beaucoup moins agréable que la première ; ses eaux n'en étaient pas moins limpides , ni ses bords moins verdoyants ; mais la pluie froide augmentait de force , nos estomacs étaient vides , et je crois que ventre affamé n'a guère plus d'yeux que d'oreilles. Il était près d'une heure de l'après-midi quand nous accostâmes : changer de vêtements et dévorer un maigre déjeuner, fut l'affaire d'un instant. Aussitôt après, notre bande se divisa en deux fractions : le capitaine et le directeur de la poste nous quittèrent pour retourner à Achinoyou , où ils se proposaient de prendre quelques bains , tandis que M. Gérard et moi , plus pressés par le temps , allions poursuivre seuls notre excursion.

Notre projet était d'aller coucher le soir même à Atami , à plus de six lieues de là , sur le bord de la mer. La pluie ne cessait pas , et nous avions à faire un long trajet à travers les montagnes et par des sentiers fort difficiles. Comme nous étions fatigués , nous nous décidâmes à faire usage des véhicules du pays , appelés *cango* , et qui ne sont autre chose que de grands paniers de bambou , en forme de nid de pigeon , suspendus à une longue pièce de bois , portée sur les épaules de deux hommes à la façon d'un palanquin. Les Japonnais s'accroupissent assez facilement dans ces paniers , mais les Européens n'y réussissent qu'avec peine. Malgré tous mes efforts, je ne parvins pas à entrer tout entier dans la machine. Je dus faire attacher un bambou en travers sur le devant, pour soutenir mes jambes, de telle sorte que , le corps plié en demi-cercle , j'avais les genoux plus haut que la tête, et les jambes pendantes en dehors.

Nous partîmes donc en cet équipage ; mais nous n'avions pas fait cent pas que nos porteurs nous déposèrent au milieu du chemin, déclarant qu'ils ne pouvaient aller plus loin sans renfort ; ce n'était qu'un prétexte pour nous soutirer de l'argent. Ce que voyant, peu encouragés d'ailleurs par le mauvais temps, l'heure avancée et la très-peu confortable posture que nous avions, nous nous décidâmes à retourner passer la nuit à l'hôtellerie ; mais si j'avais eu de la peine à entrer dans mon panier, ce fut bien pis quand il en fallut sortir, et je n'y parvins qu'en me laissant glisser sur le côté, et en arrivant à terre sur les pieds et sur les mains.

Le lendemain matin, le temps n'était guère meilleur, et les sentiers de la montagne presque impraticables, nous dit-on. En conséquence, nous changeâmes notre itinéraire, et, revenant un peu sur nos pas du côté d'Achinoyou, nous nous dirigeâmes directement vers Odowara, en suivant à pied le Tokaïdo, et traversant successivement Ohata, Ahakabata et Imoto. Pendant les deux dernières parties de la route, nous suivîmes un délicieux ravin, profondément encaissé et ombragé par des arbres magnifiques.

Nous arrivâmes à Odowara pour l'heure du déjeuner. Comme l'on nous affirma que nous pouvions aller à Atami par mer, et en revenir le même jour, nous louâmes aussitôt un bateau de pêche, monté par huit marins choisis, et nous nous dirigeâmes vers la plage. Prendre la mer n'est pas chose facile sur les bords de la baie d'Odowara ; même en beau temps, des vagues très-grosses viennent y déferler avec force. Aussi notre bateau était-il à sec sur le sable ; et, quand nous y fûmes installés, on nous lança à la mer comme on lance un navire d'une cale de construction. Le vent étant favorable, nous mîmes à la voile, et, après avoir doublé sans encombre la pointe dangereuse de Manadzourou, nous débarquâmes à Atami, vers les quatre heures de l'après-midi. Nous n'avions pas une minute à perdre, si nous voulions rentrer le soir à Odowara ; nous courûmes donc aux sources thermales, qui heu-

reusement se trouvaient dans le village même. En le traversant, j'aperçus au coin d'une rue une piscine publique, remplie
de baigneurs de tout âge et de tout sexe. La source principale
était à quelques pas, dans une rue perpendiculaire à la mer ;
mais en y arrivant, je ne pus distinguer que des jets de vapeur, s'échappant avec force par les fissures du sol ; de plus,
un bruit souterrain semblable à celui d'une machine à vapeur,
et d'abondants dépôts d'un sel blanc, trahissaient de reste la
présence d'eaux thermales minérales. Cette source est intermit-
tente, et ne jaillit avec force que toutes les quatre heures. Ce
jet d'eau, lancé à plusieurs pas, se produit brusquement, dure
environ une heure, puis cesse tout d'un coup pour ne reparai-
tre que quatre heures plus tard, d'après ce que l'on me ra-
conta. Malheureusement, je n'avais pas le temps d'attendre
l'apparition du phénomène ; je dus me contenter de remplir
mes bouteilles dans le réservoir d'un établissement situé en
face même de la source. L'eau de ce réservoir marquait 72°
centigrades, mais sa température doit être au moins de 100°
à la source, selon toute probabilité ; elle est très limpide, inodore et a un goût salin des plus prononcés ; les dépôts salins
ont une saveur analogue.

La nuit approchait, et nous nous embarquâmes au plus vite
pour retourner à Odowara ; mais nos marins refusèrent tout
d'abord de reprendre la mer ; ce ne fut que sur nos vives ins-
tances qu'ils se décidèrent à prendre leurs avirons, le vent
contraire ne permettant pas de mettre à la voile. Ce ne fut
qu'après quatre grandes heures de navigation que nous pûmes
doubler avec peine la pointe de Manadzourou, toujours fortement secoués par la houle. Une fois la pointe doublée, les
gens de notre équipage nous demandèrent la permission d'entrer dans le petit port de refuge de Manadzourou, nous déclarant qu'il leur était impossible d'aller plus loin. Certes, ils
avaient cent fois raison, et j'ai toujours pensé qu'ils ne nous
avaient demandé cette permission que par pure politesse, mais
que, si nous nous étions obstinés à vouloir tenir la mer, ils
nous auraient fort bien déposés à terre, bon gré mal gré. Pour
nous, il était bien loin de notre pensée de vouloir les contrarier.

Notre position, en effet, était en ce moment des moins plaisantes. La nuit était complétement noire, une forte pluie, jointe à l'écume des flots, ne cessait de nous inonder ; de plus, le vent fraichissait ; nous étions trempés, grelottant de froid, et des tiraillements désagréables de notre estomac nous indiquaient que l'heure du diner était passée depuis longtemps. Nous ne pouvions nous dissimuler que nous avions commis une grande imprudence en ne restant pas à Atami pour y passer la nuit. Aussi acceptâmes-nous avec empressement la proposition de notre équipage. Combien nous étions loin de penser en ce moment qu'un mois plus tard, presque jour par jour, un de nos compatriotes trouverait une mort tragique dans ces mêmes flots qui nous berçaient si désagréablement. Ce malheureux jeune homme, le vicomte Daru, secrétaire de notre légation, en compagnie d'un autre Français, avait voulu tenter la même traversée que nous venions de faire. Parti d'Odowara pour aller à Atami, il se trouvait justement à la même place où nous étions, en face de la pointe de Manodzourou, lorsqu'au moment de la doubler, son embarcation chavira par un coup de vent, et il disparut pour toujours dans les flots ; son corps n'a même pas été retrouvé.

Pour nous, plus heureux, nous débarquâmes vers les neuf heures du soir à Manadzourou, le seul point de refuge accessible qui se trouve sur cette côte inhospitalière. Deux de nos hommes nous précédant, une lanterne à la main, nous firent parcourir les ruelles du village, où nous enfoncions dans la boue. Après avoir frappé vainement à plusieurs portes, nous finîmes par trouver un gîte dans une très-bonne maison japonnaise, dont le propriétaire était un maître charpentier, constructeur de navires. Ce brave homme nous accueillit fort bien, nous donna son meilleur appartement au premier étage et fut à nos petits soins, ainsi que toute sa famille. Malheureusement, il n'y avait dans la maison, en fait de provisions européennes, qu'un paquet de bougies de l'Etoile, qui nous paraissait fort utile pour nous éclairer, mais nullement pour nous restaurer ; force nous fut de faire un diner à la japonnaise, composé de riz, d'œufs et de champignons ; il n'y avait même pas de pois-

son, car les bateaux de pêche n'avaient pu sortir les jours précédents, à cause de la mauvaise mer. Notre repas fut donc un
peu maigre ; heureusement, nous pûmes l'arroser d'une bouteille
que j'avais eu la précaution d'emporter. Après cela, nos couvertures étant mouillées, nous nous enveloppâmes dans de chauds
fou-tongs (couvertures) japonnais, et, étendus sur la natte,
ne tardâmes pas à nous endormir, au bruit des vagues déferlant
sur la grève.

Le lendemain matin, le temps s'était remis au beau, et
nous nous trouvâmes, vers les dix heures, en face de la plage
d'Odowara. Il ne s'agissait plus que de débarquer, opération
des plus difficiles et des plus dangereuses, et dont nous n'aurions eu aucune idée, si nous n'en avions été les témoins beaucoup trop intéressés. Nous nous étions arrêtés à environ cent
cinquante mètres de la plage ; bien que la brise fût des plus
modérées, nous flottions sur de grosses lames arrondies très-
longues et très-hautes, qui, se succédant lentement, venaient
se briser sur les bords en lançant des flots d'écume. Immobile
sur l'eau, notre bateau se balançait aux ondulations de cette
forte houle, lorsque tout à coup, à notre grand étonnement,
deux hommes de notre équipage se jetèrent à la mer, par-
dessus le bord, tirant après eux une petite corde qu'ils allaient
porter à terre. Quelques minutes après, leurs têtes n'apparaissaient plus que comme des points noirs à la surface de l'eau.
Quelques instants après, ils disparurent complétement dans des
tourbillons d'écume ; je ne vis plus rien, et je les crus perdus.
Il n'en était rien cependant ; une foule de Japonnais étaient sur
le rivage, épiant leurs mouvements, et ils s'empressèrent de les
aider, lorsqu'ils arrivèrent à portée. Pendant ce temps, les
hommes restés avec nous, avaient manœuvré notre barque, de
manière à tourner la proue vers la haute mer et l'arrière perpendiculairement vers le rivage ; ils attirèrent à eux la petite
corde que leurs camarades avaient portée à terre, et à laquelle
ces derniers avaient attaché un câble solide. Lorsque le bout
de celui-ci fut arrivé à nous, nos hommes le fixèrent fortement à l'arrière de notre bateau, pendant que, sur la grève,
une trentaine de vigoureux Japonnais s'attelaient à l'autre ex-

trémité. Le moment difficile de la manœuvre était venu ; nos hommes nous prévinrent de nous tenir bien cramponnés, et de ne pas bouger, quoi qu'il arrivât, quand même une lame nous passerait par-dessus. Nous commencions à n'être que médiocrement rassurés, mon compagnon surtout, qui me déclara alors ne pas savoir nager. Pour moi, médiocre nageur, je ne me sentais pas de force à lutter contre de pareilles vagues. Notre barque s'approcha lentement de la plage, toujours soulevée par d'énormes ondulations ; notre pilote, la main au gouvernail, maintenait la direction, surveillant attentivement le va-et-vient des flots pour saisir un instant favorable. Tout à coup, à un signal donné, les hommes à terre tirèrent, de toutes leurs forces et en courant, le cable auquel nous étions attachés. Nous nous sentîmes emportés par une grosse vague, disparûmes dans des tourbillons d'écume et fûmes lancés sur la plage avec la vitesse d'une flèche. Aussitôt, mon compagnon voulut s'élancer sur le sable : nos matelots le retinrent vivement, il était grand temps. Le flot qui nous avait apportés avait reculé, mais non épouvanté, car il revint avec violence. Déjà une douzaine d'hommes s'étaient rangés de chaque côté de notre bateau, qu'ils étayaient de leurs épaules. La vague vint frapper avec force notre barque, qui fut soulevée et lancée vingt pas plus loin en arrière ; hommes et barques disparurent encore une fois dans l'écume ; mais quand le flot se fut retiré, nous étions à l'abri de tout danger. Cette fois, nous sautâmes lestement à terre, nous félicitant d'être sains et saufs et jurant bien que, pour rien au monde, nous ne recommencerions une pareille navigation.

Le soir du même jour, nous arrivâmes à Yokohama, et ainsi se trouva terminée mon excursion, à laquelle mes affaires ne m'avaient pas permis de consacrer plus de temps. Peu de jours après, je me rendis à Yokoska, pour y examiner les échantillons d'eau que j'avais recueillis. M. Verny, ingénieur de la marine française, directeur de l'important arsenal de Yokoska, voulut bien, avec sa bonté habituelle, mettre le laboratoire de son établissement à ma disposition. Mon peu d'habileté et d'expérience, en fait de manipulations de chimie, ne me permit pas de faire une analyse qualitative complète. Je constatai seulement ce qui suit :

Eaux d'Achinoyou.

Les eaux des piscines, qui avaient une odeur sulfureuse très-prononcée, quand je les avais recueillies, avaient complétement perdu cette odeur ; mais celles que j'avais prises à la source d'origine, et qui avaient laissé déposer un sédiment abondant, avaient, au contraire, une forte odeur d'hydrogène sulfuré.

Ces eaux donnaient :

Par les sels de plomb, d'argent, un précipité noir ;

Par les sels de cadmium, précipité jaune ;

Par les sels de baryte, pas de précipité.

Aucune réaction sensible par les acides.

Eaux d'Oubanho.

Ces eaux ne m'ont donné que des résultats négatifs : aucun précipité par les sels de baryte, d'argent, de plomb, etc.

Eaux d'Atami.

Ces eaux ont donné :

Par les sels de baryte, un précipité blanc abondant, insoluble dans l'acide azotique ;

Par les sels d'argent, précipité blanc, cailleboté, abondant ;

Par l'ammoniaque, pas de précipité ;

Par le carbonate de potasse, précipité blanc ;

Par l'acide sulfurique, précipité blanc ;

Par le sulfate de soude, précipité blanc ;

Par l'acide oxalique, précipité blanc, insoluble dans l'acide acétique, et soluble dans l'acide azotique.

J'ai examiné aussi un échantillon d'eau qui m'a été apporté plus tard par M. le capitaine Davet. Cette eau, recueillie dans un ravin, en contre-bas des sources sulfureuses , au-dessus d'Oubanho , m'a donné quelques réactions des eaux sulfatées à base d'alu mine et demagnésie.

Des expériences qui précèdent , tout incomplètes qu'elles sont , j'ai cru pouvoir conclure : 1° que les eaux d'Achinoyou sont sulfurées , peut-être à la manière de nos eaux des Pyrénées ; 2° que celles d'Atami peuvent être classées dans la catégorie des eaux sulfatées chlorurées calciques. Je ne donne , du reste, ces conclusions que sous toutes réserves.

Quoi qu'il en soit , ces eaux paraissent réellement efficaces , à en juger par la vogue dont elles jouissent parmi les Japonnais ; quelques européens, et entre autres un de nos derniers ministres plénipotentiaires de France, s'en sont également bien trouvés. Il est donc regrettable que ces eaux thermales n'aient pas encore été mieux étudiées , et que les étrangers n'aient fait aucune tentative pour créer un établissement sérieux. Ces derniers trouveraient probablement, à peu de frais, dans un pays très-beau et très-salubre, facilement accessible , des ressources précieuses qu'ils sont obligés d'aller chercher à grands frais en Europe.

(Extrait des Mémoires de la Société des Sciences Physiques et Naturelles de Toulouse — Tome 1, pages 359 à 362.

Toulouse, Impr. Louis & Jean-Matthieu Douladoure.